Te $^{/}$ $^{/}$ $_{131}$

RAPPORT

SUR

UN MÉMOIRE DU DOCTEUR MASSART,

DE NAPOLÉON-VENDÉE,

INTITULÉ :

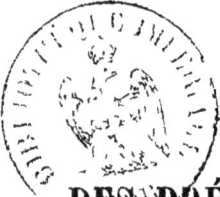

DES PRÉPARATIONS ARSENICALES

EN THÉRAPEUTIQUE, ETC.,

PAR UNE COMMISSION COMPOSÉE DE MM. HÉLIE, MORICEAU
ET MALHERBE, *rapporteur.*

———

MESSIEURS,

L'arsenal de la thérapeutique renferme une telle multi-
tude de médicaments simples et composés, que la mémoire
la plus fidèle ne saurait en retenir les noms ; et, cependant,
il arrive souvent au médecin de se trouver désarmé en
présence des désordres qui viennent troubler les fonctions
de la vie, ou la menacer de destruction.

Quelle est la raison de cette pauvreté réelle au milieu de

1

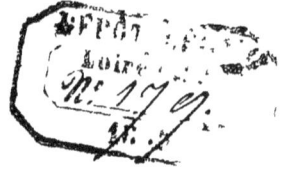

richesses apparentes? C'est que, parmi les formules thérapeutiques, il n'y a de vraiment utiles que celles qui reposent sur la connaissance exacte des dérangements de l'économie, auxquels elles sont appelées à remédier; ou, en d'autres termes, c'est que la thérapeutique ne peut faire de progrès durables et assurés, qu'en s'appuyant sur les découvertes de la physiologie. En dehors de cette voie, toute conclusion est prématurée et doit disparaître dans un avenir plus ou moins prochain. Cette pensée, si bien comprise de nos jours, a valu à notre époque le reproche d'anarchie scientifique, parce qu'au milieu des ruines de tous les systêmes, de toutes les doctrines, les esprits investigateurs se bornent à recueillir des vérités de détail, et à vérifier, au moyen des méthodes et des procédés nouveaux, les résultats obtenus par nos devanciers ; ce n'est qu'après l'achèvement de ce travail préparatoire, que l'on pourra tenter de réunir en un tout harmonique les matériaux épars et constituer l'édifice des théories médicales sur le fonds solide des faits positifs.

M. Trousseau, dans l'introduction à la quatrième édition de son Traité de Thérapeutique, a donné une très-juste appréciation des services rendus à la médecine par l'époque moderne; et, dans le cours de son livre, il a montré la marche à suivre pour mener à bien le travail de restauration, dont tous sentent la nécessité. Au moyen d'un inventaire exact de l'état de nos connaissances sur les principaux agents de la thérapeutique, il a remis au jour une foule de faits importants qui étaient tombés dans l'oubli, et les a, en quelque sorte, rajeunis en les éclairant de son expérience et de celle de son maître, M. Bretonneau.

C'est un travail de ce genre qui a été accompli à propos des préparations arsenicales, par un de vos membres correspondants, M. le docteur Massart, de Napoléon-Vendée, en réponse à une question mise au concours par la Société de Médecine de Lyon.

Dans ce mémoire, qui a été couronné, l'auteur a fait preuve d'une connaissance exacte et approfondie de toutes les parties du sujet, et il a pu appuyer et éclaircir par ses observations personnelles plusieurs points d'une grande importance pratique. Nous vous présenterons une rapide analyse de ce travail, et nous discuterons quelques points de doctrine qu'il soulève.

Employé en médecine, dès les temps les plus reculés, l'arsenic avait été ensuite relégué hors du cadre des médicaments, à cause de la fraveur qu'inspirait l'énergie de ses propriétés toxiques : usité seulement par des charlatans et des empiriques, il devint entre leurs mains l'instrument parfois de guérisons merveilleuses, plus souvent d'accidents affreux. C'est à grand'peine que, dans l'époque moderne, d'importants et nombreux travaux ont rendu a ce puissant modificateur sa place parmi les agents de la thérapeutique. La résistance, qui s'est prolongée en France plus longtemps que partout ailleurs, a enfin cédé aux efforts de Biett et de son école ; et, tout récemment, les écrits de M. Boudin ont définitivement vulgarisé l'emploi de l'arsenic et triomphé des dernières répugnances. Telles sont les propositions qui ressortent d'un long et curieux chapitre historique, par lequel M. Massart entre en matière, et que nous nous bornons à vous signaler pour donner à la partie pratique la principale part de notre attention.

Appuyé sur l'autorité de Barthez et du professeur Anglada, l'auteur pose en principe les rapports étroits et nécessaires de la thérapeutique et de la toxicologie ; puis il présente un tableau complet des accidents qui résultent de l'introduction dans l'économie de doses toxiques d'arsenic. Cette description se trouvant partout, nous nous abstiendrons de la reproduire ; mais nous appellerons votre attention sur les faits suivants, exemples des effets d'une intoxication lente, qui nous semblent d'une grande valeur, au point de vue de l'hygiène professionnelle.

Nous empruntons ici les paroles de M. Massart :

« Mis en contact avec la pulpe des doigts, lors de la
» dissection de cadavres conservés par l'injection arsenicale,
» par exemple, l'arsenic donne lieu à une douleur excessive,

» lancinante et continue dans l'extrémité des doigts. Cette
» névralgie est surtout intense dans la pulpe digitale et au
» niveau de la circonférence des ongles, ce qui s'explique
» aisément par la conformation de ces parties, et leur
» rôle particulier dans les préparations anatomiques.
» L'extrémité palmaire des doigts est gonflée au point de
» présenter l'image d'une ecchymose ; les artères collaté-
» rales battent avec force ; les mouvements de la main
» sont incohérents et suivis d'un tremblement involontaire
» et insurmontable, lorsqu'on les provoque pour un acte
» précis et régulier. Ces symptômes peuvent persister
» pendant plusieurs jours, même après la cessation de tout
» travail anatomique. »

Ces faits curieux ont été observés à Montpellier, en
1844, lors d'un concours d'anatomie. Les accidents locaux
se compliquaient au bout de deux jours de troubles gas-
tro-intestinaux, signes d'une intoxication générale. Les
concurrents se trouvèrent dans la nécessité d'interrompre
leurs dissections.

On voit de même une intoxication lente se développer
chez les ouvriers des fabriques de papiers peints qui
manient l'arsenite de cuivre, appelé vert de Schweinfurt.
Les accidents qu'on observe chez eux sont : une éruption
cutanée caractérisée par un œdème notable de la face sur
lequel naissent de gros boutons (pustules ou papules), qui
se répètent fréquemment sur le scrotum; de plus, un coryza,
une salivation abondante ; c'est là le premier degré de la
maladie (1).

Dans une seconde période, l'acide arsénieux est absorbé
et pénètre dans l'économie, comme le prouvent les coliques,
la céphalalgie, la prostration.

Les accidents de la première période réclament l'éloi-
gnement des causes productrices, puis l'application de cata-
plasmes et de compresses d'eau blanche sur les parties

(1) Il n'est pas sans intérêt de rapprocher de ce fait la salivation observée à la suite de l'administration de très-petites doses
d'arsenic.

malades ; quand les signes d'intoxication se manifestent , il faut administrer le peroxyde de fer hydraté. Tels sont les conseils donnés par M. Blandet, qui recommande en outre aux ouvriers des soins constants de propreté.

Nous croyons utile de rapprocher des faits qui précèdent les idées de M. Hannon sur la cachexie arsenicale, et sur les moyens d'y remédier. M. Massart ne pouvait faire mention de ce travail, qui ne rentre pas précisément dans le cadre qui lui était tracé; nous profiterons, pour vous le faire connaître, de ce que nous ne sommes pas tenus de nous renfermer dans les mêmes limites que lui.

M. Hannon, qui compte parmi les antagonistes de l'arsenic, et qui déplore son emploi dans la thérapeutique, cause, dit-il, de la mort de bien des malades, a cherché à faire, pour ce poison , ce que MM. Melsens et Nathalis Guillot ont fait pour le plomb et le mercure, qu'on élimine de l'économie, molécule à molécule, au moyen de l'iodure de potassium.

Il pense que le poison se trouve dans le sang à l'état d'arsénite de chaux, si l'intoxication a eu lieu par l'acide arsénieux ou par un arsénite ; et, à l'état d'arséniate calcique, si l'empoisonnement s'est produit par l'acide arsénique ou par un arséniate. L'acide arsénieux introduit dans l'estomac se transforme pendant l'acte de la digestion en arsénite de soude; facilement absorbé dans cet état, il passe dans le système veineux abdominal où il se transforme en arsénite calcique. Le phosphate de chaux du sang et l'arsénite de soude subissent en effet une double décomposition. Une fois ce corps insoluble formé, il est transmis au foie par la veine porte ; cet organe le rejette, en partie, dans le sang et le sécrète en partie avec la bile ; déversé dans l'intestin, l'arsénite calcique devient , en présence du chlorure de sodium, de l'arsénite sodique, qui s'absorbe de nouveau et entretient ainsi un empoisonnement permanent en redevenant arsénite calcique.

Pour sortir de ce cercle vicieux, il faut que l'arsénite calcique rencontre dans la masse du sang un corps avec lequel il puisse former une combinaison tellement soluble, que son élimination se fasse non plus par le foie, mais par les reins ou par la peau.

Le chlorure ammonique (sel ammoniac) remplit admirablement cette condition : il forme avec l'arsénite calcique un sel double très-soluble, et son élimination se fait avec une extrême facilité.

Il faut éviter de donner brusquement une grande dose de sel ammoniac, il en résulterait un empoisonnement foudroyant : c'est ici comme pour l'iodure de potassium dans l'intoxication saturnine ou mercurielle.

M. Hannon veut qu'on administre le sel ammoniac à la dose d'un demi grain, matin et soir, pendant trois jours ; puis, d'un grain, matin et soir, pendant le même temps ; deux grains les deux jours suivants ; et, enfin, trois grains matin et soir, pendant toute la durée du traitement. On pourrait finir par une forte dose pour éliminer, par un excès de sel ammoniac, les dernières traces du poison.

Un régime tonique doit seconder l'action du remède ; les accidents phlegmasiques, s'il en existe, sont combattus par des moyens appropriés. Voilà la théorie et le moyen pratique proposés par M. Hannon ; ils nous ont semblés dignes d'intérêt, quoiqu'ils n'aient pas encore reçu une complète démonstration.

L'étude de l'action de l'arsenic, sur les animaux, n'a rien appris de bien important au point de vue de la thérapeutique : elle a seulement confirmé l'action caustique locale déjà observée chez l'homme ; de plus, elle a fait voir que cette substance n'était pas également délétère pour tous les êtres vivants.

Des poissons vivent parfaitement dans les eaux minérales chaudes et arsenicales de Hammam-Mescoutine, en Algérie.

En 1843, M. Cambessedo, agronome distingué, a fait savoir à l'Académie des Sciences, qu'il guérissait la pleurésie chronique des moutons, en faisant avaler à chacun de ces animaux, et en une seule dose, 32 grammes d'arsenic blanc en poudre mélangé avec le sel commun. Il ajoutait s'être assuré que des moutons sains n'éprouvaient aucun effet fâcheux de l'ingestion de cette substance.

Des expériences faites à ce sujet par une commission de l'Académie des Sciences et par MM. Danger et Flandin, sans confirmer de tout point les résultats ci-dessus énoncés, ont cependant semblé prouver que l'arsenic n'exerce pas sur les bêtes à laine une action à beaucoup près aussi énergique que sur l'homme.

Il est un point, selon nous, sur lequel les recherches toxicologiques et les expériences sur les animaux vivants ont jeté une assez vive lumière, et que M. Massart a trop négligé ; nous voulons parler du mode d'élimination de l'arsenic contenu dans l'économie. Cette élimination, qui se fait principalement par les voies urinaires, mais à laquelle concourent aussi la peau et la surface du tube digestif, exige ordinairement chez l'homme un espace de douze à quinze jours, à condition que la quantité de boisson ingérée quotidiennement ne dépasse pas un litre (1).

Un autre fait curieux, observé sur les animaux, c'est que la sécrétion urinaire est diminuée et non pas suspendue comme l'avaient soutenu MM. Flandin, et Danger. M. Massart parle de l'élimination par les glandes salivaires; et, en effet, on observe, sous l'influence de l'arsenic, une augmentation de leur sécrétion ; mais nous ne sachions pas qu'on ait dans ces circonstances démontré dans la salive la présence de l'acide arsénieux (2).

Voici les conclusions textuelles que M. Massart tire de toutes les données toxicologiques connues :

1° Que les préparations arsenicales agissent localement,

---

(1) Si cette élimination naturelle et spontanée est complète, comme semble le dire M. Orfila, ce fait infirmerait les opinions de M. Hannon.

(2) M. Cl. Bernard, cet habile expérimentateur, qui avait publié, en 1848, de curieuses recherches sur les manifestations chimiques diverses des substances introduites dans l'organisme, vient de donner, en janvier dernier, un travail sur les voies d'élimination de diverses substances médicamenteuses, où il établit qu'il existe de très-grandes différences entre elles et pour la rapidité de l'élimination et pour la tendance à se porter vers les divers organes sécréteurs.

généralement et dynamiquement; où, en d'autres termes, sur le point organique de dépôt, sur tous les points organiques et sur la force vitale intégrante;

2° Que, quel que soit leur mode d'action dans l'économie, elles ont une tendance à diriger leur action vers les glandes salivaires, les voies gastro-intestinales et la peau comme pour s'y éliminer;

3° Qu'elles sont l'origine d'une affection spécifique et complexe de l'agrégat vivant, qu'on peut représenter, en la décomposant, par les éléments suivants : 1° l'éréthisme nerveux; 2° le spasme; 3° la douleur; 4° l'épuisement des forces radicales; 5° l'altération indéterminée des solides et des fluides.

De ces conclusions, il résulte naturellement, dit-il, au point de vue pratique, que les préparations arsenicales ont des droits thérapeutiques :

1° Dans les maladies locales, l'art doit, dans cette condition particulière, et pour isoler l'effet de ses composés, empêcher leur action générale et élective;

2° Dans les affections vitales et organiques de tout le système vivant;

3° Dans les affections pures de la force vitale, et encore abstraites en elle, si je puis ainsi parler;

4° Dans les affections nerveuses;

5° Dans les maladies produites par une exaltation des forces générales de l'agrégat humain;

6° Dans les maladies de la peau.

Il est, suivant nous, impossible de rien imaginer de plus obscur et de plus confus, que ces formules métaphysiques qui semblent plaire singulièrement à M. Massart. Par exemple, nous avouons sincèrement que nous ne saurions nous faire une idée quelconque de ce qu'on doit entendre par les affections pures de la force vitale et encore abstraites en elle.

Nous reviendrons, en terminant, sur les théories vitalistes que l'auteur a répandues dans son mémoire toutes les fois qu'il en a trouvé l'occasion. Voyons, pour le moment, de quelle manière il apprécie l'action thérapeutique de l'arsenic.

Usage externe de l'arsenic.

Les anciens, dit-il, qui possédaient peu de caustiques, avaient singulièrement étendu les indications de l'application extérieure de l'arsenic. Ainsi, tumeurs hémorrhoïdales, tumeurs de la peau, végétations, excroissances, verrues, matrice des ongles incarnés, ulcères des muqueuses, feu sacré, ulcères de la verge qu'ils appelaient chancres, quand ils tendaient à la gangrène ; tout cela était attaqué par les caustiques arsénicaux. Ils n'employaient que les sulfures qu'ils appelaient orpiment et sandaraque.

M. Massart remarque avec raison, qu'indépendamment du danger d'absorption, d'autres caustiques ou l'emploi du bistouri sont souvent bien préférables, et que la richesse plus grande de notre thérapeutique actuelle, sous ce rapport, fournit les moyens de remplir les indications si variées qui se présentent, mieux que ne le pourrait faire le seul caustique arsénical.

Les modernes, au contraire, en réservant exclusivement l'arsenic au traitement de la manifestation locale de l'affection cancéreuse, en ont beaucoup trop resserré l'emploi ; ils ont négligé d'utiles applications formulées par les anciens, qui s'en servaient avec avantage dans les plaies et les tumeurs de mauvaise nature.

Appliqué pur ou mélangé avec d'autres substances, l'acide arsénieux n'agit pas seulement comme caustique, mais encore en modifiant profondément la vitalité des parties ; c'est là le secret de la préférence que lui accordent, dans le traitement du cancer, un grand nombre de praticiens, parmi lesquels on remarque Selle et Dupuytren. C'est précisément à cause de cet effet spécial que son emploi est également indiqué dans les cas de dégénérescences où d'ulcères de nature maligne quoique non cancéreuse.

M. Serre, de Montpellier, a prétendu que l'efficacité de l'arsenic tenait à ce qu'il empoisonne et tue le cancer sur place ; d'où il résulte que les récidives sont beaucoup plus rares après son emploi qu'après celui des autres

caustiques ou de l'instrument tranchant. Cette explication
ne saurait être admise, à moins de nier l'existence de la
diathèse cancéreuse. Comment donc se rendre compte de
la supériorité de l'arsenic ? Serait-ce, comme le croit M.
Ronnow, qu'une certaine quantité du topique est absorbée,
et qu'alors l'effet général se joint à l'action locale ; mais
cette absorption, si elle était un peu considérable, ne saurait se faire sans danger. Dans le cas contraire, on ne
concevrait pas qu'une très-faible quantité d'arsenic, agis-
sant pendant un temps très-court, pût modifier l'économie
au point d'effacer la diathèse cancéreuse.

Voici en quels termes M. Massart pose les indications
et les contre-indications de l'emploi des caustiques arsénicaux, dans le cancer :

On doit les employer : 1° Dans les ulcérations cancé-
reuses, pourvu qu'elles ne reposent pas sur des dégénérescences trop épaisses, ou sur des parties trop minces ;

2° Dans les tumeurs de même nature et d'un volume
assez médiocre, pour permettre une destruction totale
par une ou plusieurs applications ;

3° Dans les plaies qui résultent de l'ablation d'un cancer
par le bistouri, quand elles présentent un mode vital et
organique, opposé à une prompte cicatrisation, et dépendant, soit de reliquats de dégénérescence oubliés par
l'opérateur, soit de l'altération des tissus, encore latente
dans leur structure anatomique et n'affectant que leur
dynamisme ;

4° Dans les cas où il se manifeste sur les cicatrices des
plaies par extirpation, ou dans leur voisinage quelque
végétation suspecte, des points indurés, etc.

L'application arsénicale qui ne cautérise pas, c'est-à-dire,
à la manière de Dupuytren, ne convient que dans les
ulcérations et les plaies précitées, et surtout dans les
ulcères cancéreux des parties vivantes peu épaisses, les
paupières, par exemple, qu'un caustique perforerait.

L'arsenic est contre-indiqué en topique :

1° Dans les dégradations trop profondes, trop étendues
et trop anciennes, accompagnées du dernier degré de la
dégénérescence cancéreuse ;

2° Dans l'état d'irritation de la dégénérescence ;

3° Dans son état inflammatoire ;

4° Dans la prédominance de l'hyperesthésie ;

5° Pendant la fluxion ;

6° Pendant l'existence d'une fièvre intermittente, dont les accès aggravent spécialement la dégénération cancéreuse, par le retour des mouvements vitaux et organiques qui les constituent.

Les cinq dernières circonstances ne sont que des contre-indications temporaires qui ne font que retarder l'emploi de l'arsenic.

Remarquons en passant, qu'ici l'auteur s'est égaré dans un luxe inutile de divisions : la première et la dernière sont très-acceptables ; les quatre autres se résumeraient aisément en deux mots : l'inflammation et l'hyperesthésie de la partie malade et de celles qui l'entourent. Quoi qu'il en soit de cette réflexion, l'auteur revient, avec raison, sur les avantages qu'offre l'action caustique de l'arsenic dans d'autres affections de mauvaise nature, qui résistent aux moyens ordinairement employés avec succès, et rapporte une observation personnelle pleine d'intérêt à l'appui de son opinion (1).

---

(1) Tout récemment, M. Manec vient d'obtenir une récompense de l'Académie de Médecine, pour avoir formulé mieux qu'on ne l'avait fait avant lui, l'emploi de l'arsenic dans le traitement local du cancer. La pâte arsenicale du frère Côme, dont il se sert, détruit seulement les tissus malades sans attaquer les tissus sains, et même dans les cas où l'escharre n'embrasse pas toute l'étendue de la maladie, les parties malades non escharrifiées sont détachées plus tard par une inflammation éliminatrice. L'absorption étant proportionnée à l'étendue de la surface sur laquelle l'arsenic est appliquée, il ne faut pas attaquer à la fois une surface plus grande qu'une pièce de 2 francs ; si la partie malade a plus d'étendue, il faut y recourir à plusieurs fois. L'arsenic absorbé est éliminé par les urines, dans un espace de temps qui varie entre cinq et huit jours, ainsi que l'ont démontré de nombreuses analyses faites par M. Pelouze. En séparant les applications successives par un intervalle de 10 à 15 jours, on se met à l'abri des dangers de l'accumulation de l'arsenic dans l'économie. (J. des Con. Med. Chir., février 1853, p. 98.)

Il rappelle que les anciens employaient l'arsenic contre les poux et la calvitie, et désapprouve comme dangereuse une application où ce remède est, du reste, inférieur à bien d'autres moyens.

On s'étonne, au premier abord, de voir conseiller contre la calvitie une substance qui fait partie de plusieurs formules dépilatoires; mais on sait aujourd'hui que le sulfure d'arsenic mêlé à la chaux vive est décomposé, et que le sufure de chaux formé est la seule substance qui agisse, comme dans le dépilatoire de Martins, etc.

L'arsenic employé jadis en collyre ne l'est plus aujourd'hui; Mackenzie, le seul moderne qui s'en serve dans les maladies des yeux, l'administre à l'intérieur.

M. Massart n'a rien obtenu de l'arsenic en pommade, préconisé par M. Boudin, dans les maladies de peau avec démangeaison. Il n'en dit pas autant de l'iodure d'arsenic, conseillé par M. Biett, mais il est d'avis que son action extérieure a besoin de s'appuyer sur l'administration intérieure du même médicament.

Usage interne de l'arsenic.

Nous trouvons ici une revue complète des maladies diverses dans lesquelles l'administration intérieure de l'arsenic a été conseillée, et une discussion approfondie de son degré d'utilité et de son mode d'action dans chaque cas particulier.

Les anciens l'employaient dans un certain nombre d'affections chroniques de la poitrine; mais leurs diagnostics sont trop peu précis pour que leurs assertions nous soient de quelque utilité.

Un assez grand nombre de médecins, parmi les modernes, se sont servis de ce moyen dans la phthisie tuberculeuse: cette pratique fréquente, surtout dans l'Amérique septentrionale, semble avoir procuré des succès nombreux et remarquables, surtout employée dès le début de la maladie.

M. Trousseau a vu des phthisies, même très-avancées,

s'amender d'une manière surprenante sous l'influence de fumigations arsénicales unies aux pilules d'acide arsénieux ; mais il n'a pas obtenu de guérison complète : de nouveaux tubercules se formaient et se ramollissaient ; la mort venait plus tard, mais elle venait inévitablement.

M. J.-A. Chrestien, de Montpellier, assimile l'action des arsénicaux dans la phthisie à celle du muriate d'or.

M. Bouchardat, se fondant sur les opinions émises par M. Boudin, relativement à l'absence de la phthisie dans les contrées marécageuses, et à la toute puissance de l'arsenic dans les fièvres intermittentes, se demande si l'efficacité des préparations arsénicales dans la phthisie ne tiendrait pas à ce que ces préparations déterminent dans l'économie une altération des plus analogues à celle qui résulte de l'action des miasmes marécageux.

M. Massart critique cette induction qui fait, tour à tour, agir le même médicament, ici, d'après le principe *similia similibus,* là d'après l'axiome *contraria contrariis,* en se servant de l'un des effets pour démontrer l'autre : il fait remarquer que, dans l'hypothèse de M. Bouchardat, le quinquina devrait être considéré comme doué d'une puissance anti-phthisique beaucoup plus grande que celle de l'arsenic ; et l'on sait cependant que l'écorce du Pérou ne peut avoir dans la phthisie qu'une utilité temporaire à titre de tonique seulement, et qu'il n'y a rien de spécifique dans ses effets. Il ajoute que l'antagonisme prétendu n'est nullement démontré, et nous sommes tout-à-fait de son avis.

Pour se faire une idée exacte de cette question de l'antagonisme de la fièvre intermittente avec la phthisie et la fièvre typhoïde, il faut comparer les faits recueillis sous des latitudes différentes. Si nous considérons d'abord ce qui se passe sous nos yeux, nous voyons que le départe-tement de la Loire-Inférieure est placé dans des conditions moyennes aux points de vue divers de la température, de la latitude et de l'altération de l'air par des effluves marécageuses ; aussi, nous y observons à la fois des fièvres intermittentes endémiques, surtout pendant l'automne, des fièvres typhoïdes, le plus souvent sporadiques, par fois épidémiques, enfin de nombreuses phthisies. On voit même fréquemment l'élément typhoïde et l'élément paludéen associés; en 1841, nous observions, en même temps, dans les salles de l'Hôtel-Dieu, des fièvres typhoïdes simples, des fièvres intermittentes simples, puis des combinaisons à tous les degrés de ces deux éléments; nous avons vu plusieurs malades atteints de fièvre typhoïde compliquée d'accès en tierce; une fois, ces accès débutaient avant midi. Ces faits positifs suffiraient pour démontrer que l'antagonisme n'existe pas; mais, dira-t-on, dans les pays où l'influence paludéenne sévit avec une plus grande énergie, par exemple dans les contrées intertropicales où elle exerce toute sa puissance de destruction, les choses se passent autrement et la phthisie est à peine connue. Nous nions d'abord qu'il en soit ainsi: car nous avons appris qu'en Algérie, pays où les partisans de l'antagonisme ont recueilli un grand nombre de leurs observations, les femmes arabes sont décimées par la phthisie tuberculeuse; et l'assertion fût-elle démontrée vraie, il serait facile de l'expliquer sans avoir recours à un antagonisme qui n'a aucune preuve en sa faveur. Les causes prédisposantes et déterminantes de la phthisie sont toutes celles qui débilitent l'économie; mais, dans les contrées marécageuses, ce sont aussi les sujets les plus faibles qui subissent le plus facilement l'influence endémique; il est donc permis de penser qu'un certain nombre de ceux que le climat fait succomber prématurément auraient été atteints plus tard d'une phthisie à laquelle il n'a manqué que le temps pour se développer.

Il est un autre fait d'hygiène publique d'une très-grande valeur, sur lequel M. Boudin a établi ce qu'il appelle l'antagonisme dans le temps: nous voulons parler des nombreux cas de phthisie succédant aux fièvres paludéennes dans des localités où celles-ci avaient cessé de sévir à la suite de travaux de desséchement; nous reproduirons ici notre même argument en le renversant, et nous dirons que ces phthisiques auraient succombé pour la plupart et dans

un temps plus court aux suites de l'empoisonnement
paludéen.

On ne doit pas oublier d'ailleurs qu'à mesure que les
conditions hygiéniques s'améliorent dans un pays, on voit
la durée moyenne de la vie humaine s'élever sensiblement.
Cette élévation dépend uniquement de ce qu'un plus grand
nombre de sujets débiles résistent aux maladies de l'enfance,
et atteignent un âge moyen; mais ce grand nombre de
sujets, faibles originairement, doit, de toute nécessité,
fournir une grande proportion de phthisiques.

Revenons à l'arsenic, et disons que M. Massart explique
son efficacité dans la phthisie par une action moléculaire,
d'où résulte la résorption de la matière tuberculeuse, et
son élimination par la double voie des reins et de la peau,
mode d'élimination qui, suivant lui, s'accompagne d'un
effet révulsif. D'ailleurs, cette action moléculaire, si utile
au début de la phthisie, peut devenir nuisible à une période
avancée en précipitant le mouvement de décomposition
propre à cette maladie, qu'on désigne sous le nom de
colliquation.

L'arsenic ne convient pas dans toutes les formes de la
phthisie; ainsi, chez les scrofuleux, on doit lui préférer
l'iode, le muriate d'or et de soude, la cigue, l'aconit
napel, etc. Son administration n'empêche pas, d'ailleurs,
de remplir les indications secondaires par des moyens
appropriés. C'est l'acide arsénieux à l'intérieur que M.
Massart veut qu'on emploie dans cette maladie; il regarde
les fumigations comme inutiles en général, parce que leur
action ne dépasse pas la membrane muqueuse des bronches,
et comme nuisibles chez quelques sujets susceptibles; il
les conseille, au contraire, dans les phthisies laryngées,
excepté dans celles qui sont de nature syphilitique dans
lesquelles le cinnabre mérite d'être préféré.

Nous ne suivrons pas notre auteur dans tous les détails
qu'il donne, soit d'après les auteurs, soit d'après sa propre
expérience, sur l'utilité de l'arsenic en solution et en fumi-
gation dans les catarrhes pulmonaires chroniques compli-
qués ou non d'emphysème, utilité que nous avons plusieurs
fois constatée, au moins pour la solution.

Les considérations sur l'aphonie ne sont guère que la paraphrase de ce qu'il a dit auparavant sur la phthisie laryngée ; nous ne nous y arrêterons pas.

L'emploi de l'arsenic dans les maladies de la peau est aujourd'hui chose vulgaire ; M. Massart n'a ajouté aucune observation personnelle à ce que tout le monde connaît, il n'a fait que résumer.

Sans considérer l'arsenic à l'intérieur comme un spécifique de la diathèse cancéreuse, il pense, d'après les assertions de plusieurs auteurs, que son administration peut être quelquefois utile, et cherche à expliquer ce genre d'utilité par une modification du principe vital.

Des névroses et des névralgies rebelles aux moyens ordinaires ont été guéries par l'arsenic. On l'a trouvé utile dans quelques cas de chorée, d'épilepsie ; nous avons vu nous-même une épileptique chez laquelle les accès furent éloignés par l'usage de la solution de Fowler. M. Massart cite à ce propos plusieurs faits curieux où l'efficacité du remède ne peut être contestée ; mais il a soin d'ajouter que, dans de semblables circonstances, on ne doit recourir à l'arsenic que lorsque tous les autres traitements ont échoué.

Nous arrivons aux propriétés fébrifuges de l'arsenic : c'est là une question palpitante d'intérêt et d'actualité. Les partisans du remède lui donnent des éloges outrés, et vont jusqu'à dire que c'est le fébrifuge par excellence, qu'il est bien supérieur au quinquina, que c'est là le véritable spécifique de l'empoisonnement paludéen. Ses détracteurs, au contraire, s'abandonnent à des craintes exagérées, et soutiennent qu'après tout, c'est un poison dont les effets pernicieux se font sentir tôt ou tard. C'est entre ces deux extrêmes que se trouve la vérité. M. Massart formule son avis sur la question dans les trois propositions suivantes :

1° L'arsenic guérit certaines fièvres intermittentes qui n'ont point été traitées par d'autres moyens ;

2° L'arsenic guérit certaines fièvres intermittentes anciennes et rebelles au quinquina et à ses préparations ;

3° L'arsenic échoue dans certaines fièvres intermittentes que le quinquina ou d'autres médicaments guérissent sans peine.

Ces propositions, appuyées sur des faits empruntés à
la presse et à la pratique de l'auteur, nous semblent parfaitement démontrées, et nous les acceptons complétement ;
nous croyons avec lui qu'on ne doit appliquer l'arsenic qu'aux
fièvres pures de complications organiques ; que, malgré
son avantage incontestable dans les fièvres anciennes et
rebelles au quinquina, il reste, en général, inférieur à
ce moyen ; mais nous ajoutons, et notre propre expérience nous l'a prouvé, que, dans certains cas, l'association
des deux remèdes peut seule triompher de ces maladies
invétérées.

Si nous voulions pousser plus loin la comparaison entre
l'arsenic et le quinquina, nous dirions avec M. Dufour,
de Lyon, que le quinquina est préférable dans le traitement des fièvres intermittentes simples, quotidiennes,
tierces, pernicieuses ;

Que l'arsenic est supérieur au quinquina dans les fièvres
à type quarte, dans celles, quel que soit leur type, qui
sont compliquées d'une irritation ou subirritation de
l'estomac, des intestins et des voies biliaires, ou dans les
cas de saturation par la quinine avec perte d'appétit et
langueur des fonctions digestives.

Il convient, à notre avis, de rappeler ici les précautions
recommandées par M. Boudin, pous assurer l'action fébrifuge de l'arsenic.

La plupart des praticiens qui ont administré l'arsenic à
l'intérieur et M. Massart avec eux, ont conseillé de débuter
par les doses les plus faibles, et de n'augmenter que pro-
gressivement et suivant le degré de tolérance du sujet.
Cette méthode excellente quand l'usage doit en être conti-
nué longtemps comme dans les maladies chroniques
cutanées ou autres, ne semble pas la meilleure pour couper
la fièvre. M. Boudin a remarqué que, pour peu qu'on élevât
les doses, la tolérance cessait bientôt, et qu'elle n'était
jamais si grande qu'au début du traitement. Il veut, en
conséquence, qu'on administre tout d'abord une dose
forte en rapport avec l'apparence du malade et l'intensité
de la maladie, dose qui peut être continuée plusieurs jours

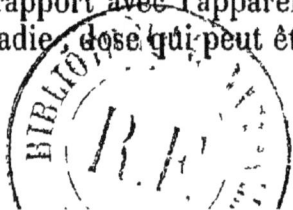

de suite si elle est bien tolérée, mais qu'il faut diminuer au moindre signe d'irritation des organes digestifs. La dose quotidienne doit être fractionnée en plusieurs parties dont la dernière soit prise au moins deux heures avant le moment présumé du retour de l'accès.

Dans la plupart des cas, un vomitif sera prescrit avant l'emploi de l'arsenic, et l'action de celui-ci sera secondée aussitôt que possible par un régime substantiel et tonique composé de pain et de viande rôtie. M. Boudin donne à ses malades jusqu'a 1 litre de vin rouge par jour.

Nous reviendrons plus loin, à propos des doses, sur les opinions de M. Boudin. Nous ferons seulement remarquer que la suppression de la fièvre par l'arsenic n'est point aussi rapide, en général, que sous l'influence du quinquina et de ses préparations ; il est rare, quoiqu'on en dise, de voir la fièvre coupée par une seule dose du médicament. C'est la un motif de repousser ce moyen du traitement des fièvres pernicieuses ; la nécessité d'agir vite conduirait presque infailliblement à une exagération pleine de dangers. Nous ne suivrons pas M. Massart sur le terrain du vitalisme pour chercher comment l'arsenic guérit la fièvre ; nous nous contentons, pour le moment, de croire qu'il neutralise l'action du miasme paludéen.

Nous rappellerons, pour mémoire, que le docteur Haas a conseillé l'arsenic à dose fébrifuge, comme préservatif du choléra (1) ; que Schweich a triomphé d'éruptions furonculeuses et rebelles, en administrant, matin et soir, 4 gouttes de solution de Fowler (2) ; que M. Demarquay s'en est servi dans l'urticaria tuberosa.

On a publié, dans ces dernières années, deux ou trois observations de maladies du cœur, compliquées d'anasarque et d'hydropisie, dans lesquelles l'arsenic à petites doses fit disparaître rapidement les épanchements séreux, en provoquant une diurèse extrêmement abondante. On a

---

(1) *Journ. des Con. méd. chir.* 1849, t. XXXII, p. 69.
(2) *Ann. de Thér.* de Bouchardat, 1849, p. 240.

même prétendu qu'il pouvait servir avec avantage à combattre l'hypertrophie du cœur, en se fondant sur l'état de flaccidité qu'offre le tissu de cet organe à la suite des empoisonnements par l'arsenic. De nouvelles recherches sont ici nécessaires aussi bien que sur l'emploi de l'arsenic dans la ménorrhagie, dont M. Hunt dit s'être bien trouvé dans quatre cas, qui sont rapportés avec trop peu de détails pour être concluants.

Dans un dernier chapitre, M. Massart entre dans de longs développements sur la manière de prescrire les préparations arsénicales; et tout d'abord il s'occupe d'une modification du nom. Voulant écarter l'obstacle que la frayeur des malades oppose à la volonté du médecin, au seul nom d'arsenic, il propose, fondé sur l'étymologie grecque, de remplacer le mot d'acide arsenieux par celui d'acide arrhénieux. Quelque puissantes que soient les raisons alléguées par M. Massart, elles ne nous ont pas convaincus; et nous ne les trouvons pas suffisantes pour autoriser une chose aussi grave que le changement d'un nom généralement adopté. Nous pensons qu'il vaut mieux que les prescriptions de cette nature soient faites ouvertement et au grand jour; il suffirait, d'ailleurs, pour les cas exceptionnels, des noms de solution minérale, solution africaine, déjà usités, et d'un avertissement particulier au pharmacien.

Parmi les composés arsénicaux qui ont été employés en médecine, M. Massart veut qu'on n'en conserve que deux, l'acide arsénieux et l'iodure d'arsenic. Il rejette tous les autres, se fondant sur l'inutilité des doses infimes auxquelles se trouvent administrées les autres substances qui entrent dans leur composition, tels que la soude, la potasse, l'ammoniaque, l'oxide de fer, la quinine et le soufre. Nous avons d'importantes raisons de ne pas nous ranger à son avis : d'abord, la préparation des solutions d'acide arsénieux exige des précautions minutieuses à cause du peu de solubilité de cet acide; M. Massart insiste avec raison sur ce point; mais n'est-ce pas là une raison de préférer les arséniates alcalins dont la solubilité est très-grande, et dont la composition atomique parfaitement connue rend le dosage très-facile. Il est permis d'ailleurs de supposer que l'arsenic, engagé dans une combinaison saline, exerce une action plus douce sur les surfaces avec lesquelles il se trouve en contact, et qu'il est plus sûrement absorbé. Enfin, personne n'ignore qu'un grand nombre de composés chimiques sont doués de propriétés très-différentes de celles des éléments de leur composition, propriétés que l'expérience a révélées, mais qu'il eût été impossible de prévoir.

Il est encore un composé arsénical qui ne peut être sans importance et dont M. Massart n'a pas fait mention, c'est l'iodure double de mercure et d'arsenic que M. Donovan emploie dans les dermatoses squameuses et dans le lupus.

À quelles doses doivent s'administrer les préparations d'arsenic ? Ici, nous sommes à peu près d'accord avec l'auteur ; comme lui, nous redoutons les doses trop élevées, et nous n'oserions, à l'exemple de M. Boudin, administrer en 24 heures 18 à 20 centigrammes d'acide arsénieux. Les doses quotidiennes d'un milligramme à un centigramme pour un adulte suffisent dans le plus grand nombre des cas, et doivent être échelonnées en progression croissante : il convient, de plus, dans les traitements d'une longue durée, d'interrompre l'usage du remède de temps en temps, en se guidant sur la tolérance des organes digestifs.

Le traitement des fièvres intermittentes par l'arsenic réclame un mode d'administration un peu différent, et c'est ici que nous nous éloignons de M. Massart. Nous n'hésitons point à prescrire ce que M. Boudin appelle des doses moyennes, c'est-à-dire, de 1 à 3 et même 5 centigrammes par jour, et c'est alors la progression décroissante que nous suivons, toujours guidés par le degré de tolérance de l'estomac.

Nous voulons, comme l'auteur, que la forme de solution soit préférée à la forme solide ; la première favorise l'absorption du remède, qui devient très-problématique avec la seconde, quand on songe au peu de solubilité de l'acide arsénieux. Dans ce dernier cas, ou bien il est rejeté avec les excréments, ou bien, s'il n'est pas suffisamment divisé, un grumeau peut s'attacher à la membrane muqueuse et déterminer une irritation , sans danger peut-être , mais qu'il est plus sage d'éviter.

Le peu de solubilité de l'acide arsénieux est une raison de le préférer à tout autre composé , quand il s'agit de l'usage extérieur ; pour le même motif, on devra toujours l'employer sous forme solide et en le mélangeant avec d'autres substances qui adoucissent son action , ou qui, par leurs propriétés styptiques, empêchent qu'il ne soit absorbé. C'est d'après ces principes qu'ont été composés l'escharrotique du frère Côme, la poudre de Rousselot et celle de Dupuytren.

La travail de M. Massart est, comme vous le voyez, un résumé assez exact et à très-peu près complet de l'état de la science , sur l'emploi thérapeutique de l'arsenic. Les quelques critiques que nous nous sommes permises sur des points de détail, ne nous empêchent pas de rendre justice au mérite réel de l'œuvre, qui dénote chez son auteur les qualités d'un praticien judicieux et exercé, dont l'esprit ne s'arrête pas dans la sphère des idées pratiques, mais s'élève jusqu'aux principes de la science et cherche à mettre les faits d'accord avec la théorie. Suivons M. Massart sur le terrain des doctrines, tout en regrettant d'y trouver plus d'occasions de le combattre que de l'approuver.

Imbu du vitalisme de Montpellier, il tend sans cesse à ramener les faits pathologiques et thérapeutiques à des formules métaphysiques et abstraites dont l'effet est d'obscurcir et d'embrouiller les choses les plus claires et les plus simples; mais, à chaque pas, son bon sens pratique le ramenant en quelque sorte, malgré lui, vers les données positives de l'école d'observation, ses appréciations théoriques présentent le mélange le plus bizarre et le plus incohérent. Ses efforts, pour associer et fondre des doctrines qui se repoussent, n'aboutissent qu'à la confusion et l'entraînent hors de la seule voie où la thérapeutique peut faire de véritables progrès.

Si nous reprochons à M. Massart de professer le vitalisme, ce n'est pas que nous accusions ce système de n'avoir enfanté que des erreurs, nous croyons, au contraire, qu'il a le droit de revendiquer sa part dans les progrès des sciences médicales. Mais aujourd'hui que ses excès l'ont perdu, il ne doit plus compter que dans l'histoire de la médecine, et c'est s'engager dans une voie rétrograde que de retourner vers lui.

Le vitalisme, comme l'animisme, comme la doctrine de l'irritabilité et les systèmes qui en sont issus, a eu pour but de combattre les grossières hypothèses mécanico-chimiques dérivées de l'humorisme et dont Boerhaave a été le dernier défenseur. Ces hypothèses étaient pourtant un progrès : car, si on a été fondé à reprocher aux médecins-chimistes de considérer le corps humain comme une cornue, à quoi pensera-t-on que dussent le comparer les partisans de la doctrine de la coction ?

Revenant au vitalisme, nous dirons que ses adeptes ont eu raison d'attacher une grande importance à l'étude des forces qui animent la matière ; leur faute est d'avoir exagéré ce point de vue et d'en être venus, à force d'abstraire, jusqu'à dénier aux organes la part qui, dans tous les phénomènes de la vie, leur revient légitimement. Ils donnent à leur principe vital une existence absolue, comme dans l'idéalisme platonicien l'idée prend une existence substantielle, indépendante de la forme matérielle, destinée à la manifester. La conséquence de ces rêveries, ç'a été l'invention des maladies du principe vital, c'est-à-dire que, sous ce nom, on a désigné toutes celles dont les conditions matérielles étaient mal connues, et on les a habillées de ces belles formules vides de sens, qui ne sont qu'un moyen commode de cacher sous des mots pompeux l'ignorance des faits réels.

Le temps n'est pas encore éloigné où l'on attribuait aux corps vivants la faculté de produire de toutes pièces certains éléments de leur composition. Toute explication physique ou chimique était alors repoussée dédaigneusement ; les lois de la vie, disait-on, sont si opposées à celles qui régissent les corps bruts, qu'un abîme les sépare. En effet, sous l'influence de la vie, les corps simples entrent dans des séries de combinaisons très-différentes de celles qui s'opèrent en dehors de l'économie vivante sous l'influence des forces chimiques; mais qu'y a-t-il d'étonnant, si les données du problème étant changées, on voit différer les résultats? Ne suffit-il pas, en chimie minérale, de la moindre variation dans les conditions où les corps se trouvent placés, pour les détourner de leurs affinités naturelles.

Les progrès tout modernes de la chimie organique ont fait justice de ces ridicules imaginations; il a été démontré que les aliments contiennent tous les éléments de nos tissus; que tous les actes vitaux s'accompagnent de mutations corrélatives dans la substance des organes; que, dans le mouvement alternatif de composition et de décomposition qui constitue la vie végétative, la matière assimilée échappe a l'influence des forces chimiques pour subir celle de la force vitale, tandis que les substances éliminées retournent sous l'empire des premières.

Dans tous ces phénomènes de mouvement, de combinaison et de décomposition, qui dépendent de la force vitale, se manifeste la plus grande analogie avec ce qui se passe dans l'action des courants galvaniques; on peut donc légitimement comparer celle-là avec ceux-ci, en reconnaissant, qu'ici comme partout, se révèle l'admirable simplicité des moyens que la nature emploie pour produire les effets les plus variés Qu'on n'aille pas croire, néanmoins, que de l'analogie nous ayons la pensée de conclure à l'identité : non, nous l'avons déja dit, ces forces, analogues dans leur action, sont pourtant constituées à l'état permanent d'antagonisme, et de cet antagonisme dépend le mouvement sans lequel la vie cesserait d'être; nous devons dire davantage : la force vitale, et c'est là son caractère essentiel, a le pouvoir de transformer en cellules, en fibres, en organes, les éléments que lui fournissent les corps extérieurs, c'est le point où l'observation s'arrête, où le comment ne doit plus être cherché.

Nous ne devons pas traiter en détail des mutations

organiques ; mais, les principes généraux posés, nous sommes fondés à conclure que l'harmonie dans l'économie vivante, c'est-à-dire la santé, dépend de la juste proportion entre les mouvements de combinaison et de décomposition, et du mode de ces mutations. Si ces conditions viennent à s'altérer au-delà de certaines limites, à l'instant nous voyons naître quelqu'un de ces troubles, désignés sous le nom de maladies. La maladie, proprement dite, est donc une altération, un changement dans les phénomènes chimiques dépendant de la force vitale; et tout ce qui peut donner lieu à cette altération, à ce changement, devient cause de maladie. C'est en considérant les maladies sous ce point de vue, qu'on peut espérer d'arriver à les connaître dans leur essence, ou du moins, à s'approcher, autant que possible, de cette connaissance; c'est aussi dans cette direction que la thérapeutique peut progresser; car, il est évident, qu'une substance ne mérite le nom de médicament qu'à la condition d'exercer une action évidente sur la métamorphose des tissus. Ce point de vue nous ramène aux rapports de la thérapeutique avec la toxicologie; les poisons, en effet, sont, de tous les corps, ceux qui exercent le plus d'influence sur les phénomènes chimiques de la vie, et c'est parmi eux aussi que nous trouvons nos remèdes les plus précieux. Ces rapports sont si bien exprimés dans le passage suivant de M. Liebig, que nous avons jugé utile de le reproduire ici :

« Les médicaments et les poisons constituent une classe
» fort nombreuse de corps qui ont la propriété d'influencer
» le travail des sécrétions ou les métamorphoses des
» tissus d'une manière directe ou indirecte, par la nature
» seule de leurs éléments.

» On peut établir pour eux trois subdivisions : l'une,
» dans laquelle il faut ranger les poisons métalliques,
» renferme les substances qui agissent chimiquement en
» se combinant avec certaines parties du corps; l'autre,
» contenant les huiles essentielles, le camphre, les ma-
» tières empyreumatiques, anti-septiques, etc., possède
» la propriété de ralentir ou d'entraver les métamorphoses

» éprouvées par les molécules organiques complexes dans
» certaines décompositions, auxquelles on a donné le nom
» de fermentations ou de putréfactions, lorsqu'elles s'ac-
» complissent en dehors de l'organisme. Enfin, les médi-
» caments de la troisième espèce prennent une part directe
» aux actes de l'économie par la nature de leurs éléments ;
» introduits dans le corps, ils augmentent ou exaltent
» l'activité d'un ou de plusieurs organes et déterminent
» des affections morbides dans le corps sain ; tous exercent,
» même en légère dose, une action fort énergique, et plu-
» sieurs d'entre eux pris en plus grande quantité se
» comportent comme poisons. » (1) (2).

Cette division, on le sent bien, quoique très-juste et très-naturelle, en général, ne repose cependant que sur la considération d'une seule propriété pour chaque médicament, pour chaque poison ; et l'on sait que les effets d'un grand nombre de ces substances sont complexes et variables, selon les doses, selon les conditions de leur administration. Pour n'en citer qu'un seul, ne voyons-nous pas l'alcool jouer tour à tour le rôle d'un aliment de la respiration, d'un remède excitant, et d'un poison stupéfiant.

Appliquant ces données à l'arsenic, nous le voyons absorbé à dose thérapeutique produire un effet altérant, c'est-à-dire, modifier les transformations organiques, en même temps qu'il excite les organes digestifs, si c'est cette voie qu'on a choisie pour l'administrer.

Absorbé à dose toxique, il irrite avec plus ou moins

---

(1) Liebig, chim. organ. appliq. à la physiol. et à la path., p. 180.

(2) Pour faire un tableau complet des substances qui influencent les métamorphoses organiques, il faudrait parler de celles dont les éléments ne prennent aucune part à ces transformations ; ce sont des matières se trouvant déjà, elles-mêmes, dans un état de décomposition qui se communique aux parties de l'organisme, capables de subir des transformations analogues : ceci nous ramène, par degrés, aux miasmes, aux contagions, aux virus, etc. ; toutes ces substances jouent le rôle de ferments.

de violence les surfaces qui ont reçu sa première impression et déprime énergiquement le système nerveux.

Enfin, appliqué à grande dose sur un organe, il mortifie les tissus avec lesquels il se trouve en contact.

Le dernier de ces effets s'explique très-bien par les lois de la chimie : l'acide arsénieux se combine avec certains éléments des organes et forme avec eux des composés stables qui ont perdu toute aptitude à se transformer, c'est-à-dire que la vie organique y est détruite.

Pour les autres effets de l'arsenic, on ne peut encore, dans l'état actuel de la science, en donner une explication précise, il faut se borner à enregistrer les résultats.

Nous croyons avoir suffisamment démontré que ce n'est point en ressuscitant de vieilles doctrines qu'on peut faire avancer la thérapeutique.

En médecine, comme dans toutes les autres sciences, l'esprit humain ne saurait rétrograder, et ce sera toujours tenter l'impossible que de vouloir imposer à une époque des systèmes en opposition avec ses tendances. Le caractère du vitalisme est l'abstraction, la généralisation *à priori;* l'époque actuelle, au contraire, ne veut marcher qu'à la lumière du flambeau de l'observation. C'est à la méthode expérimentale qu'elle doit ses plus belles conquêtes, les applications précises de l'auscultation et de la percussion ; c'est à elle qu'elle devra, dans un avenir plus ou moins prochain, une analyse complète des organes à l'état sain et à l'état pathologique, analyse que lui promettent les progrès de la chimie organique et de la microscopie ; elle lui devra encore les nouvelles applications de l'électricité et du galvanisme, qui étendront la puissance de l'art sur des affections jusqu'ici rebelles à ses efforts.

C'est cette méthode enfin, qui, admettant sans difficulté tous les faits marqués au coin de la vérité, quelque contradictoires qu'ils semblent au premier abord, s'élève ainsi au-dessus de tous les systèmes dont elle dévoile les erreurs. C'est elle qui représente l'activité de l'intelligence humaine, tandis que les systèmes répondent à des temps de repos. Le tort de ceux-ci est de prétendre poser une limite infranchissable, limite que le courant des idées finit toujours par déborder en se jouant des obstacles au moyen desquels on se flattait de le contenir.

Avant de terminer ce rapport, dont la longueur n'est justifiée que par l'importance du mémoire qui en est l'occasion, qu'il nous soit permis d'adresser à l'auteur une légère et dernière critique.

Persuadés que nous sommes qu'il est facile, dans une œuvre sérieuse, d'être original par les pensées, sans parler autrement que tout le monde, nous avons vu avec regret M. Massart rechercher les expressions à effet, détourner avec intention les mots de leur acception naturelle, employer avec une sorte de prédilection des termes dont personne ne se sert : tout cela donne à son style, semé çà et là d'inutiles néologismes, une allure affectée et pédantesque, qui ne s'accorde guère avec la simplicité digne et la sévère précision dont le langage scientifique ne devrait jamais s'écarter.

Nantes, 4 février 1853.

Les membres de la Commission :

TH. HÉLIE, ALP. MORICEAU AINÉ, MALHERBE, D.-M., *rapporteur.*

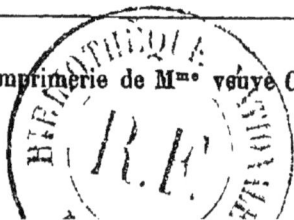

www.ingramcontent.com/pod-product-compliance
Lightning Source LLC
Chambersburg PA
CBHW060534200326

41520CB00017B/5233